Razones, Remedios Y tratamientos para las acidez estomacales

contenido

Capítulo 1 - ¿Cuáles son las razones de las acidez estomacales?

La fuga excesiva de ácido estomacal en el esófago o la parte inferior de la garganta es lo que conduce a las acidez estomacal. El reflujo ácido que significa flujo ácido hacia atrás es un nombre médico utilizado para el flujo de ácido estomacal desde el estómago del paciente hasta el esófago. El síndrome ácido adicional del reflujo, el reflujo del corazón, la quemadura ácida y la enfermedad ácida gastrointestinal del reflujo son los términos que se utilizan para explicar los síntomas de ardor de estómago. Es un calvario que perturba seriamente la vida de la víctima, especialmente que experimenta síntomas frecuentes de este problema angustiante. El paciente tiene que soportar una intranquilidad y dolor constante mientras come y bebe. Dormir se vuelve difícil a medida que el dolor se profundiza cuando te acuestas.

La mayoría de las personas luchan con acidez estomacal debido a sus hábitos alimenticios, mientras que muy pocos sufren de esta condición debido a su marco genético.

Las acidez estomacal tienen lugar cuando el esfínter esofágico inferior entre el estómago y el esófago no se cierra correctamente, lo que lleva a una gravedad grave.
daños en el esófago. Les es extremadamente sensible a una gran cantidad de alimentos que tienden a hacer que se tambalee. Algunos de los posibles culpables que pueden causar acidez estomacal incluyen alimentos que son ácidos como las naranjas, alimentos picantes como enchiladas y alimentos dulces como chocolates. Aparte de éstos, hay varios otros factores que puedan desarrollar desordenes gastroesofágicos. Se ha revelado que el consumo de alcohol o tabaco puede hacer que el LES (Esfínter Esofágico Inferior) no se cierre correctamente. Además, cosas como la obesidad, el embarazo, etc. tienden a ejercer presión o peso en el estómago que hace que los alimentos consumidos vuelvan a fluir. La cantidad excesiva de ácido fuera del estómago desencadena aún más acidez estomacal. También, la tensión y la tensión se saben para ser las causas más grandes de la sobreestimulación del ácido gástrico.

Por lo tanto, los pacientes que se someten a este calvario primero necesitan hacer ciertos cambios en sus hábitos alimenticios y estilos de vida. Comer grandes porciones de comidas y eso demasiado lleno de grasas y calorías son las cosas más importantes para decir adiós. La falta de una buena rutina de ejercicios y estar siempre estresado hacen que su obesidad que le afecta directamente el sistema digestivo. Las razones de las acidez estomacales pueden cesar si el paciente deja de fumar, come pequeñas porciones de comidas a intervalos frecuentes, evita los alimentos grasos y picantes, pierde algo de peso y busca diferentes formas de superar el estrés. Si las acidez estomacales no se tratan, la condición puede empeorar, lo que lleva a enfermedades mortales como úlceras, esófago de Barrett, cáncer de esófago, etc. Discutiremos sobre todos estos aspectos de esta enfermedad en los siguientes capítulos.

Capítulo 2 - Tipos de acidez estomacal

Las acidez estomacales se clasifican en varios tipos dependiendo de factores como su causa, gravedad, etc. Por lo tanto, antes de buscar un tratamiento adecuado para este calvario doloroso y angustiante, es bueno saber el tipo de acidez estomacal que está experimentando. Algunos de los tipos de acidez estomacal que son muy comunes incluyen:

Enfermedad por reflujo gastroesofágico-   Gastro

La enfermedad del reflujo del esófago que también se conoce como reflujo ácido es la forma más seria y dolorosa de ardor de estómago. La ERGE es un signo de un problema subyacente grave es más que solo una acidez estomacal normal. Si el paciente sufre de ardor de estómago más de una vez en una semana por muchas horas/días, hay más ocasiones que él está sufriendo de enfermedad del reflujo del esófago gastro y no apenas un ardor de estómago simple. Si no se trata a tiempo, incluso puede conducir a muchos problemas de salud peligrosos como halitosis, laringitis, asma, sibilancias, fibrosis intersticial, gingivitis, etc.

Acidez estomacal del embarazo- La acidez estomacal es uno de los problemas de salud que puede traer el embarazo. Sin embargo, la parte buena es que estas acidez estomacales desaparecen después de que nace el bebé. Durante el tercer trimestre del embarazo, la presión sobre el estómago aumenta, lo que desacelera el sistema digestivo y hace que los ácidos permanezcan en el estómago por mucho tiempo. Esto aumenta las posibilidades de que los ácidos digestivos fluyan de vuelta del estómago al esófago dando lugar a acidez estomacal.

Acidez estomacal crónica- Las acidez estomacales crónicas son bastante
grave y ocurre dos o tres veces a la semana. Dado que tales ataques frecuentes de acidez estomacal pueden ser una advertencia de enfermedades más graves como la enfermedad por reflujo gastroesofágico, es aconsejable que un médico especializado lo examine para saber la razón real detrás de tales ataques recurrentes de acidez estomacal. Conocer el tipo de acidez estomacal que está sufriendo de hacer que sea más fácil averiguar las causas de sus acidez estomacales.

Acidez estomacal de verano- El verano es una temporada para
salidas, disfrutando de los deliciosos sándwiches de queso y deliciosas papas fritas y también para el aumento de las acidez estomacales. La sofocante alta temperatura combinada con alimentos grasosos y grasos conduce a más posibilidades de ataques de acidez estomacal. Por lo tanto, durante los veranos es recomendable mantenerse alejado de los alimentos ácidos y tener comidas ligeras que sean fáciles y rápidas de digerir.

Acidez estomacal nocturna- Es uno de los peores tipos
de acidez estomacal. Mientras que otros ataques de acidez estomacal ocurren durante el día y por lo tanto es más fácil lidiar con ellos, ya sea tomando medicamentos o descansando, la acidez estomacal nocturna ataca al paciente por la noche cuando su cuerpo está completamente relajado y no está listo para manejar tal dolor angustiosa e inquietud. Sin embargo, todavía hay algunas maneras de aliviar todas estas acidez estomacales que se discutirán en detalle en el próximo capítulo.

Capítulo 3 - Maneras de aliviar las acidez estomacales

La acidez estomacal es extremadamente dolorosa y es una sensación de ardor desagradable en el esófago que ocurre debido al exceso de ácido estomacal. Sin embargo, al tomar ciertas medidas se alivia esta enfermedad angustiante en gran medida. Para superar el calvario de los ataques de acidez estomacal, lo mejor es buscar primero las causas y luego decidir sobre los pasos a seguir para aliviar este problema. Como se mencionó anteriormente, las acidez estomacales ocurren cuando el exceso de ácido estomacal resulta en irritación en el esófago. Sucede si el esfínter esofágico inferior no está sellado o cerrado correctamente. Hay dos razones principales que resultan en tal estado.

Una razón importante es comer en exceso que llena el estómago en exceso. Por lo tanto, la forma obvia de aliviar la acidez estomacal es evitar comer demasiado, incluso si su mesa de comedor está llena de deliciosos alimentos grasos y grasos. Limitarse a solo porciones moderadas de comida puede ayudarlo a experimentar excelentes resultados al aliviarlo de los ataques frecuentes de acidez estomacal.

Otra razón que conduce a este problema es demasiado peso o presión sobre el estómago. Tal condición es más común durante el embarazo o la obesidad. Por lo tanto, para una mujer embarazada una buena postura, el uso de una almohada cómoda, evitar dormir inmediatamente después de las comidas, etc. son algunas de las formas que reducen en gran medida la incomodidad. Idealmente, lo mejor es irse a la cama 2-3 horas después de comer. Sin embargo, después del embarazo cuando nace el bebé, todos los síntomas de las acidez estomacales desaparecen, pero en el caso de la obesidad la única manera de reducir los episodios de acidez estomacal es perder peso.

Algunos de los alimentos que deben ser evitados por los pacientes de acidez estomacal incluye cítricos, chocolate, mostaza, tomates, refrescos, jugo, café, vinagre, etc. Los alimentos con mayor contenido de grasa conducen a acidez estomacal y, por lo tanto, se deben evitar los alimentos fritos y aceitosos. En su lugar, incorpore ciertas alteraciones en su estilo de vida para aliviar el dolor y la incomodidad de las acidez estomacales. Siga un buen régimen de ejercicio y dieta que incluya aloe Vera, té de manzanilla, papas crudas, malvaviscos, cúrcuma, etc.

Fumar es uno de los principales culpables de los episodios dolorosos de acidez estomacal, ya que estimula la producción de ácido estomacal. Además, el estrés también contribuye a esta condición agonizante. Por lo tanto, junto con seguir un buen plan de ejercicio y dieta, deje de fumar y manténgase alejado del estrés. Algunas modificaciones de la forma de vida tales como éstos pueden hacer una gran diferencia en la vida de un paciente de la acidez estomacal.

Capítulo 4 - Tratamiento de las acidez estomacales persistentes

La acidez estomacal persistente que es una de las peores formas de acidez estomacal es extremadamente dolorosa y ataca al paciente dos veces o tres veces un débil. Algunos de los síntomas de esta terrible experiencia incluyen dificultad para tragar, dolor de garganta, tos, dolor en el pecho con sensación de ardor y alimentos que vuelven a la boca incluso después de tragar. Buscar orientación médica es obviamente la mejor manera de ir, ya que permanecer sin control puede conducir a complicaciones más graves. El ácido que fluye de nuevo al esófago puede dar lugar eventual a daño serio. La acidez estomacal constante si no se trata a tiempo podría incluso resultar en enfermedades como úlceras en el esófago o estenosis que implica que el esófago se adelgaza o se estrecha después de una cierta etapa. El peor de los casos puede ser el esófago de Barrett que a su vez puede resultar en cáncer de esófago.

Afortunadamente, hay ciertas maneras con la ayuda de las cuales la aparición de síntomas de acidez estomacal puede reducirse en gran medida. Los incidentes de ataques persistentes de acidez estomacal dos o tres veces a la semana si no se controlan pueden estar socavando su salud. Un médico especialista puede muy bien evaluar su condición actual y optar por las acciones apropiadas. Además, hay ciertas alteraciones en el estilo de vida que pueden ayudarlo a lidiar eficazmente con las acidez estomacales persistentes.

Para empezar, considere lo que come para que pueda aislar el alimento que parece corresponder con un ataque de acidez estomacal y eliminarlo de su plan de comidas. También ten cuidado con las bebidas que bebes. Por ejemplo, si los episodios de acidez estomacal siguen poco después de consumir bebidas como café, alcohol, etc., córtalos de tu dieta o los modera. Además, evite comer alimentos grasos y aceitosos, especialmente no dentro de las 3-4 horas de irse a la cama. En lugar de comidas grandes, coma comidas pequeñas y frecuentes porque cuando el estómago está demasiado lleno, hay más probabilidades de que el ácido entre en el esófago.

Además, es bueno beber mucha agua si usted es un paciente de acidez estomacal, ya que el agua es un neutralizador saludable y natural para los ácidos. Además, la ropa ajustada también es un signo desfavorable para las acidez estomacales. Éstas son algunas alteraciones comunes de la forma de vida con respecto a ardor de estómago persistente. Sin embargo, si los síntomas persisten, entonces es recomendable que consulte a un médico. Dependiendo de su condición, pueden darle los medicamentos necesarios y consejos sobre cómo puede aliviar tales acidez estomacales frecuentes. Algunos de los medicamentos que son altamente eficaces en el tratamiento de este problema incluyen prilosec, tagamet,Gaviscon, bloqueadores H2, nexium, prevacid,y muchosmás.

Capítulo 5 - Tratamientos naturales para las acidez estomacales

La acidez estomacal es una condición médica asociada con el sistema digestivo donde el ácido estomacal fluye de vuelta al esófago y causa sensaciones de ardor debajo del esternón y el esternón. Varía de leve y esporádico a grave y crónico. Se clasifican en varias formas dependiendo de su gravedad. Por ejemplo, las acidez estomas crónicas pueden ser un signo de algunos problemas graves como gastritis, hernia hiatal, úlcera péptica, etc. Afortunadamente, hay abundantes tratamientos disponibles para las acidez estomacales. Pueden ser tratados con antiácidos como Mylant, Riopan, Maalax, etc. Sin embargo, estos sólo pueden disminuir el dolor temporalmente y no proporcionan un efecto curativo duradero.

Uno de los pasos más imperativos y efectivos para tratar este problema es hacer algunas alteraciones graves en sus estilos de vida. Algunas de las cosas que debe evitarse en caso de que desee aliviarse de los síntomas dolorosos de esta enfermedad son el alcohol, los cigarrillos, la comida grasa, la comida picante, la comida chatarra, etc. Dejar de fumar todo esto reduciría el nivel de ácido en su cuerpo proporcionando un mejor funcionamiento de los órganos. Además, evite dormir inmediatamente después de sus comidas. Idealmente, uno debe irse a la cama de tres a cuatro horas después de comer. También es recomendable tomar comidas más pequeñas a intervalos de tiempo frecuentes en lugar de tomar tres comidas grandes, ya que las comidas más pequeñas le dan tiempo suficiente a su sistema para digerir la comida.

Además, salir a caminar regularmente también ayuda a aliviar las molestias causadas por este calvario. Además, como el jengibre es bueno para tratar esta condición, puede tomarlo como tabletas de jengibre, té de jengibre e incluso en su forma cruda. Aparte de esto, el jugo de aloe Vera, la manzanilla, el té de hinojo, etc. también ayudan a curar la acidez estomacal. Hay algunos métodos para acelerar el proceso digestivo, así como tomar semillas de comino junto con un vaso de agua o una manzana después de consumir sus comidas. También es recomendable beber mucha agua. El agua si se consume en una buena cantidad según las necesidades de su cuerpo puede cargar la tasa de metabolismo y purifica el sistema de su cuerpo que en última instancia ayuda a mejorar la digestión.

Los ejercicios ligeros también pueden ayudar a aliviar las enfermedades asociadas con el sistema de digestión. Dedicar solo unos minutos a moderar las actividades físicas en un día como estiramientos, caminar, trotar, etc. mejoraría su circulación, así como los movimientos musculares digestivos y, por lo tanto, ayudaría a digerir los alimentos fácilmente. Todos los tratamientos naturales mencionados ayudarían a aliviar el ardor, la asfixia y el dolor en el pecho causados por la acidez estomacal. Además, te sentirías mejor tanto física como mentalmente.

Capítulo 6 - Algunos remedios caseros eficaces para las acidez estomacales

Actualmente, remedios caseros para tratar la acidez estomacal es la forma más preferida de curar puramente los trastornos de la acidez estomacal junto con la mejora de la salud física en general. Incluso los profesionales médicos se están dando cuenta de la eficacia de varios tratamientos en el hogar. La incomodidad causada por los ataques de acidez estomacal generalmente se describe como una sensación de ardor profunda y dolorosa que surge del estómago a la mitad del pecho. En casos graves, también resulta en lesiones en el esófago. Afortunadamente, con solo optar por algunos cambios en su plan de dieta, es posible deshacerse de la enfermedad de la acidez estomacal. Para empezar, reduce el número de comidas que tomas en un día a porciones de comida más pequeñas para que la comida tenga tiempo suficiente para digerir.

Las curas naturales de acidez estomacal se pueden encontrar en muchas comidas diarias, bebidas y hierbas. Puede comenzar con su remedio natural de reflujo simplemente incluyendo algunos alimentos de indigestión en su dieta que son suaves, así como húmedos para ser digeridos rápidamente. Los alimentos blandos pueden fluir fácilmente a su estómago permitiendo que su esófago o esfínter inicie la curación. Mantenerse alejado de los alimentos duros y crujientes es primordial para los pacientes con acidez estomacal, ya que pueden empeorar el problema. El remedio más simple es beber mucha agua, ya que mantiene su colgajo muscular LES (Esfínter esofágico inferior) firmemente cerrado sobre su estómago. Un sello tan apretado no permitiría que el ácido del estómago fluyera hacia el esófago. El agua también permite la reproducción rápida de las células del tejido.

La miel también es un excelente remedio casero natural para la acidez estomacal. Dado que, este problema de acidez estomacal es causado debido al daño de los tejidos en el esófago y el esfínter, tener de tres a cuatro cucharadas de miel cada día puede ayudar en la reparación de estos tejidos. Otro ingrediente que es horrible en sabor pero bueno para curar la acidez estomacal es el vinagre de sidra de manzana. Para que sepa mejor se puede añadir un poco de agua y miel. Se ha demostrado que tomar una cucharada de esta mezcla diariamente puede mejorar altamente sus niveles de ácido y la digestión de los alimentos.

Para un alivio instantáneo, puede tener una solución de jugo de cilantro, una cucharada de semillas de comino, un vaso de agua y una pizca de sal. Tomar jugo de zanahoria, agua de coco y masticar hojas de albahaca también ayuda a deshacerse de la acidez estomacal. Si usted no desea ir para las prescripciones médicas de alto precio que pueden resultar en muchos efectos secundariosy sólo tratar los síntomas de acidez estomacal y no sus razones, entonces sin duda le gustaría realmente considerar los remedios caseros extremadamente útiles antes mencionados.

Capítulo 7 - ¿Cómo lidiar con las acidez estomacales durante el embarazo?

Muchas mujeres sufren de acidez estomacal durante el tercer trimestre de su embarazo. A medida que el bebé crece, él / ella comienza a poner presión o peso en el estómago que en última instancia resulta que el ácido del estómago fluya en el esófago. Causa una sensación de ardor debajo del esternón y el esternón conocida como acidez estomacal. Aunque las acidez estomacales durante el embarazo no tienen efectos secundarios en el bebé y los síntomas también desaparecen tan pronto como el bebé nace, sin embargo antes de eso el sufrimiento puede ser bastante incómodo. Si usted también es una de las damas que experimentan la incidencia de acidez estomacal durante el embarazo, aquí hay algunos consejos que puede seguir para obtener alivio.

- Como este problema está directamente asociado con su sistema digestivo, se debe prestar especial atención a lo que come, cuándo come y en qué calidad come. Tome porciones pequeñas y frecuentes de las comidas y mastique lentamente lo que coma.

- Evite los alimentos que pueden desencadenar o activar la angustia gastrointestinal, como bebidas alcohólicas, bebidas con cafeína, chocolates, alimentos picantes, alimentos ácidos (como tomates, mostaza, cítricos, vinagre), productos de menta, alimentos grasos o aceitosos, carnes procesadas (bolonia, tocino, perros calientes, salchichas) y alimentos altamente sazonados.

- Evite beber demasiada agua durante las comidas. Esto causa la distensión del estómago que puede accionar más lejos ardor de estómago.

- Deje de fumar si lo hace, ya que es uno de esos hábitos que pueden conducir a muchas enfermedades graves, incluyendo acidez estomacal.

- Evite usar este tipo de ropa que enfatiza su barriga o cintura, ya que puede resultar en acidez estomacal. En su lugar, use ropa holgada y cómoda.

- Evite acostarse o dormir inmediatamente después de sus comidas. Lo mejor es irse a la cama después de tres a cuatro horas después de comer alimentos. Esto le da tiempo suficiente a su cuerpo para digerir los alimentos.

- Duerma sobre almohadas adicionales que elevarían ligeramente la parte superior del cuerpo y, por lo tanto, alejarían el ácido del estómago para elevarse en el pecho.

- También una buena postura puede reducir en gran medida tus molestias. Por lo tanto, asegúrese de estar de pie derecho, así como sentarse derecho. Doblarse sobre las rodillas en lugar de la cintura reduciría la presión sobre su barriga en constante crecimiento.

- Tomar té de hierbas como olmo resbaladizo, hierbabues, manzanilla y té de jengibre. Estos ayudarían a proporcionar alivio de la acidez estomacal durante el embarazo.

Siguiendo todos los consejos y sugerencias mencionados anteriormente; puede disfrutar de un embarazo relajado y cómodo sin enfrentar ninguna incidencia de episodios incómodos de acidez estomacal.

Capítulo 8 - Conexión entre las acidez estomacales y la artritis

Si los síntomas de acidez estomacal ocurren más de tres veces a la semana durante un período persistente de dos a tres semanas, entonces en ese caso los síntomas se consideran crónicos. Si uno está sufriendo de acidez estomacal incesante, es muy esencial averiguar si ha habido alguna modificación en la dieta, aumento del estrés y aumento del consumo de alcohol o la ingesta de medicamentos fuertes durante un período prolongado. Para una acidez estomacal crónica confirmada debe haber ocurrido un cambio sustancial si la dieta de un individuo y otros aspectos de su estilo de vida no han alterado o cambiado en ese caso es probablemente una indicación de algún otro problema médico. En este caso, es muy esencial que uno debe ser consciente de las razones y circunstancias como un individuo que utiliza remedios naturales o autotratamiento con el fin de luchar contra la acidez estomacal crónica probablemente está cubriendo los síntomas de algún problema más grave.

Por lo general, la acidez estomacal es causada por el flujo de ácido y contenido en el esófago desde el estómago y, por lo tanto, hace que el ácido irrite el revestimiento sensible del estómago. Muy a menudo, cuando un individuo sufre de acidez estomacal crónica, está teniendo un hábito dietético inconsistente o está teniendo alimentos o bebidas que es bastante alto en su contenido ácido y por lo tanto el sistema digestivo funciona y eventualmente produce ácidos excesivos. En tales casos, un medicamento de contador combatirá la sensación de ardor que desaparecerá tan pronto como se procese la sustancia. Sin embargo, si los síntomas son persistentes durante un período de tiempo, la acidez estomacal crónica probablemente se diagnostica y se trataría con medicamentos apropiados y recetados.

Además, la acidez estomacal puede ser un posible síntoma de condiciones médicas como la ERGE o la enfermedad por reflujo gastroesofágico, hernia hiatal, embarazo, úlcera péptica, regurgitación ácida, trastornos relacionados con el estómago e incluso tos durante un período prolongado. Los medicamentos para el tratamiento de problemas cardíacos, problemas respiratorios, artritis, presión arterial, osteoporosis, insomnio, depresión, ansiedad, cáncer y la enfermedad de Parkinson son incluso conocidos por ser la causa de la acidez estomacal.

Los medicamentos de uso común para tratar la artritis antes son los AINE o los medicamentos antiinflamatorios no esteroideos. Aunque los síntomas del reflujo o los síntomas de la acidez estomacal son absolutamente comunes con el uso demedicaciones antiinflamatorias non-steroidal, estos síntomas correlacionan muy gravemente con la sangría de la zona del intestino gastro. Los síntomas gastrointestinales tales como hinchazón o dolor abdominal o ardor de estómago se encuentran comúnmente en los pacientes que están usando el NSAIDS. Esto como resultado aumenta la dificultad en el tratamiento de la artritis y también los efectos adversos que están relacionados con el tratamiento de la artritis. Además, es muy difícil predecir la duración del tiempo que se supone que un paciente con artritis debe ser tratado con AINE.

Capítulo 9 – Acidez estomacal - debe ser tomado en serio o no?

La mayoría de las personas no toman en serio el problema de la acidez estomacal hasta que se convierte en una condición crónica. El resultado es bastante obvio es peor de lo esperado. Hay decenas de razones por las que las acidez estomacales deben tomarse en serio. En las etapas iniciales, la acidez estomacal se puede remediar fácilmente. Todo lo que necesita hacer es tomar un antiácido para volver a la normalidad. Pero cuando el problema se agrava tienes que ir por esas botellas de gran tamaño de tabletas de antiácidos. Aunque estas múltiples píldoras azucaradas con sabor proporcionan un alivio rápido, pero lamentablemente sólo de forma temporal.

Y luego comienzas a darte cuenta de que requieres algo más probablemente más efectivo y, por lo tanto, buscas algún otro producto de venta libre que ofrezca un alivio de 12-24 horas. Durante meses o posiblemente años usted confía en estos remedios de venta libre para mantener los episodios de acidez estomacal bajo control. Sin embargo, cuando algo sale mal en su cuerpo que necesita atención médica y se da cuenta de que ahora su problema de acidez estomacal se ha convertido en una enfermedad intimidante con la intensificación del dolor que resulta en noches sin dormir, ¿realmente cree que es el momento adecuado para visitar a un médico? Si no, la acidez estomacal debe tomarse en serio desde el principio cuando experimenta su primer ataque de acidez estomacal en la vida.

El médico le entrega una gran lista de qué alimentos y bebidas evitar, le dice que baje de peso y junto con eso le da una receta médica para ir. Sin embargo, se hace difícil seguir una rutina tan restringida cuando sabes que nunca te has preocupado por lo que comes y cuánto comes. Si no desea que algo como esto le suceda a usted también, es recomendable ver a un médico especialista cuando experimente los síntomas de la acidez estomacal por primera vez.

Esta enfermedad si no se toma en serio puede conducir a algunas enfermedades mortales como cáncer, úlcera, hernia hiatal, esófago de Barrett y muchos
más. Por lo tanto, recuerde que ningún medicamento o píldora funcionaría una vez que llegue a una etapa incurable de acidez estomacal. Por lo tanto, haga algunas alteraciones positivas

en el estilo de vida para mantener su procedimiento digestivo en buenas condiciones de trabajo, como dejar de fumar, seguir una rutina de ejercicios, evitar acostarse inmediatamente después de las comidas, evitar el consumo de bebidas alcohólicas, tabaco, alimentos grasos, alimentos picantes, alimentos ácidos, alimentos grasos, comida chatarra, frutas cítricas, chocolate, cafeína, menta, etc. Todas estas cosas te mantendrían saludable tanto física como mentalmente.

Capítulo 10 - Dieta adecuada para aliviar las acidez estomacales

Si usted está sufriendo de acidez estomacal o la enfermedad por reflujo gastroesofágico (ERGE) probablemente puede deshacerse de los síntomas simplemente cambiando o alterando su estilo de vida. El uso de los medicamentos recetados podría ser un recurso final si uno intenta usar estos pequeños cambios antes. Hay dietas que pueden reducir eficazmente la acidez estomacal a un nivel considerable. Sus hábitos dietéticos juegan un papel muy importante en el tratamiento de este problema y su control.

Como muchas personas tienen brotes de acidez estomacal tarde en la noche. Por lo tanto, en este caso es recomendable poner un freno a su alimentación nocturna. Trate de comer 2-3 horas antes de irse a dormir. Si usted realmente quiere deshacerse de los síntomas de acidez estomacal, usted debe ser consciente del hecho de que la dieta que tiene y los alimentos que consume pueden ser una fuente importante de este trastorno digestivo. Los alimentos con alto contenido ácido son más propensos a causar reflujo ácido y debe evitar algunas bebidas como bebidas con cafeína, jugo y alcohol para deshacerse de los síntomas de acidez estomacal.

Además, los alimentos que tienen alto contenido de grasa como los chocolates, los alimentos picantes que tienen pimientos son propensos a causar el problema de la acidez estomacal. . Si los alimentos que consume son altos en contenido de grasa y ácido como los cítricos y los tomates, debe reducir la ingesta de dichos alimentos y tratar de incluir alimentos más seguros y saludables que reducirán considerablemente la frecuencia de la acidez estomacal. Los alimentos que son bajos en contenido de grasa y ácido son más seguros como plátanos, peras y manzanas son mejores opciones en comparación con las naranjas. Además, el pollo y los mariscos al horno a la parrilla, hervidos o horneados sin piel, el pollo y los mariscos al horno, asados o hervidos son mejores que el pollo frito y las hamburguesas.

Las formas más recomendadas para reducir considerablemente la frecuencia de acidez estomacal incluyen los cambios en la dieta junto con los cambios en el estilo de vida. Por ejemplo, es mejor tener comidas pequeñas y ligeras cada pocas horas en lugar de tener una comida grande una o dos veces al día. Además, si un individuo tiene sobrepeso, tener comidas más pequeñas más frecuentes puede ayudar a perder peso al aumentar la tasa de metabolismo y mantener los niveles adecuados de glucosa en sangre.

Además, si usted está tomando alimentos chatarra en todo momento, entonces es el momento de detener el consumo de comida chatarra que es más probable que cause frecuentes ataques de acidez estomacal. Es muy importante incluir frutas y verduras frescas en su dieta. Al hacer cambios simples en sus hábitos alimenticios y plan de dieta puede mejorar significativamente su digestión y salud y esto eventualmente disminuirá su susceptibilidad a la acidez estomacal.

conclusión

La fuga excesiva de ácido estomacal en el esófago o la parte inferior de la garganta es lo que conduce a las acidez estomacal. El reflujo ácido que significa flujo ácido hacia atrás es un término médico utilizado para el flujo de ácido estomacal desde el estómago del paciente hasta el esófago. Es un trastorno digestivo que altera seriamente la vida de la víctima, en particular la que está experimentando síntomas frecuentes de este problema angustiante.

La acidez estomacal es en realidad un dolor ardiente que comienza desde la parte posterior del esternón y las costillas y luego se irradia hacia arriba a la garganta. Es causada por el ácido que fluye hacia el esófago desde el estómago. Debido a la naturaleza corrosiva del ácido, irrita e inflama el esófago y causa el problema de la acidez estomacal. Además, varía de leve y esporádico a grave y crónico. Por lo tanto, si usted está sufriendo de este trastorno digestivo debe consultar a un médico. También mediante la implementación de algunos cambios en sus hábitos dietéticos y estilo de vida puede deshacerse de los síntomas de la acidez estomacal. si en caso de que los síntomas de acidez estomacal ocurran más de tres veces a la semana durante un período persistente de dos a tres semanas, entonces en ese caso los síntomas se consideran crónicos y debe consultar a un médico antes de ir a cualquier autotratamiento.

Artículos

Aquí hay algunos artículos cortos dados como "alimento para el pensamiento".

Cure la acidez estomacal evitando estos alimentos

Más comúnmente, el problema de la acidez estomacal es causado por el tipo de alimentos que comemos. Tener alimentos poco saludables y grasos puede aumentar la producción de ácido en el estómago. También ralentiza el proceso de digestión que a su vez causa acidez estomacal. Las personas que sufren de reflujo ácido o acidez estomacal deben tratar de averiguar qué alimentos pueden aumentar este problema para que puedan evitar cualquier alimento de este tipo.

Para que sea más fácil para usted, aquí hay una lista de algunos alimentos que generalmente pueden causar acidez estomacal:

- Frutas: Los cítricos, como la naranja, el limón pueden causar la producción de ácido. Aparte de estos, los jugos de pomelo y arándano también pueden aumentar el problema de la acidez estomacal.
- Verduras: el tomate es una verdura de naturaleza muy ácida. También se deben evitar otras verduras como la cebolla cruda, la pimienta y los chiles.
- Productos lácteos: Cualquier tipo de productos lácteos, como batido de leche, crema agria, helado, huevos, queso también aumenta las posibilidades de acidez estomacal.
- Carnes: las carnes son muy altas en contenido de grasa y tardan mucho tiempo en digerirse. Trate de evitar carnes como carne de res, alitas de búfalo, nuggets de pollo, etc.
- Alimentos grasosos: Los alimentos que se fríen no son buenos para su sistema digestivo. Es mejor evitar las hamburguesas con queso, las patatas fritas y otras comidas rápidas que se fríen.
- Bebidas: La ingesta excesiva de alcohol, refrescos y otras bebidas que contienen cafeína, como el té y el café, son las principales causas de acidez estomacal.
- Chocolate: consumir chocolate en cualquier forma, ya sea comer o beber, es mejor evitarlo si usted está sufriendo de acidez estomacal.

La mejor manera de evitar este problema es evitar cualquier alimento que sea alto en azúcar, grasa, especias o cafeína. Todos estos elementos son causas conocidas de acidez estomacal. Trate de comer lentamente y tener porciones más pequeñas para evitar obstaculizar su sistema de digestión.

Determinar el tipo de acidez estomacal para averiguar el mejor remedio

La acidez estomacal es un problema digestivo muy común. Antes de buscar una solución para la acidez estomacal, es aconsejable entender primero el tipo de acidez estomacal que una persona está sufriendo. Uno podría encontrar sorprendente, pero el hecho es que las acidez estomacales se clasifican en diferentes tipos y estos tipos dependen de la causa y la gravedad del problema.

Uno de los tipos más comunes de acidez estomacal es la acidez estomacal de verano. El calor sofocante cuando se combina con alimentos grasos es probable que haga que una persona sea más vulnerable a las acidez estomacales. Si usted experimenta acidez estomacal de esta manera, entonces usted es más propenso a sufrir de acidez estomacal de verano. En este caso es recomendable tener comidas ligeras que se puedan digerir fácilmente y evitar los alimentos ácidos. Otro tipo común de acidez estomacal es la acidez estomacal del embarazo. Durante el embarazo aumenta la presión contra el estómago, lo que tiende a ralentizar la digestión y debido a esto los ácidos digestivos permanecen en el estómago durante un período prolongado. Esto eventualmente aumenta la posibilidad de flujo ácido de nuevo en el esófago desde el estómago y resulta en acidez estomacal.

La acidez estomacal nocturna es otro tipo de acidez estomacal que es la forma más dolorosa y la peor. La acidez estomacal nocturna generalmente ocurre debido a la razón de que nuestro cuerpo se encuentra en la misma posición durante muchas horas, lo que tiende a relajar el esfínter esofágico y el flujo de ácido hacia el esófago se vuelve más fácil.

Otro tipo común de la acidez estomacal es la acidez estomacal crónica que es un término utilizado para los ataques de acidez estomacal que ocurren dos o tres veces a la semana y es generalmente más grave. Es recomendable consultar a un médico antes de encontrar un remedio para tratar la acidez estomacal crónica. Conocer y entender el tipo de acidez estomacal que uno está sufriendo hace que sea más fácil para él conocer la causa y encontrar el remedio adecuado para tratar el problema.

Remedios caseros – encontrar una cura natural para la acidez estomacal

Muchas personas sufren del problema de la acidez estomacal en su vida diaria. Este problema es cada vez más común cada día. Los mayores contribuyentes a este problema son nuestros hábitos de vida poco saludables y el tipo de comida que tomamos. Comer alimentos ricos en grasas, afecta a nuestro sistema digestivo. Aumenta la producción de ácido en el estómago, que a su vez causa acidez estomacal. Este problema se puede evitar cambiando nuestro estilo de vida e incluyendo alimentos saludables en nuestra dieta. En caso de que usted está sufriendo del problema de acidez estomacal, entonces usted puede probar los siguientes remedios caseros:

- **Bicarbonato de sodio:** El bicarbonato de sodio se considera muy eficaz para curar la acidez estomacal, ya que el bicarbonato en él ayuda a neutralizar el ácido en el estómago. Tome un vaso de agua tibia y mezcle una cucharada de bicarbonato de sodio en él. Debe tomarse inmediatamente cuando aparecen los síntomas.
- **Plátano:** El plátano es bueno para su sistema. Las personas que sufren regularmente del problema de la acidez estomacal deben hacer que sea un hábito comer un plátano diariamente.
- **Manzana:** Otra fruta que puede ser beneficiosa para ti es la manzana. Usted puede tomar algunas rebanadas después de tomar su comida.
- **Chicle:** Puede masticar un chicle después de su comida. Ayuda en la digestión de los alimentos y ayudará a evitar la acidez estomacal.
- **Miel:** La miel también ha demostrado ser beneficiosa para usted debido a su propiedad antioxidante. Usted puede tomar alrededor de dos cucharadas de miel después de su comida.
- **Ajo:** El ajo crudo es famoso por sus propiedades antibióticas. Masticar un clavo de olor, inmediatamente cuando aparecen los síntomas de acidez estomacal, ayudará a aliviar el problema.
- **Agua:** Beber una cantidad adecuada de agua diariamente desintoxica tu cuerpo diluyendo los ácidos estomacales y también te mantendrá bien hidratado.

La obesidad es también una causa importante de acidez estomacal. El ejercicio regular o cualquier otra actividad física le ayuda a mantener su peso y también puede mejorar su sistema digestivo.

Identificación de los síntomas de la acidez estomacal

El reflujo ácido, más comúnmente conocido como acidez estomacal, es experimentado por un gran número de personas. Con el fin de prevenir la acidez estomacal, es importante que usted entienda que lo que realmente es acidez estomacal y cuáles son sus síntomas. La acidez estomacal es la afección cuando siente una sensación de ardor en el estómago. Generalmente ocurre cuando el ácido en el estómago, fluye hacia el esófago, en lugar de ser digerido. Causa una sensación de ardor en la garganta y el pecho. Es mejor identificar adecuadamente los síntomas de la acidez estomacal antes de comenzar cualquier remedio o medicamento. Aquí hay una lista de algunos síntomas comunes que una persona puede sentir durante la acidez estomacal:

- **Sensación de ardor:** la sensación de ardor en realidad no ocurre en el corazón o el estómago, pero se puede sentir cerca del esternón. Es por eso que la mayoría de las personas se quejan de una sensación de ardor en el área del pecho durante la acidez estomacal.

- Dolor de garganta: la siguiente parte que más se ve afectada, después del pecho, es la garganta. Es posible que sientas un dolor inusual en la garganta, especialmente en el área de la espalda, que es muy similar a la sensación de ardor.
- Sabor amargo: cuando una persona está sufriendo de acidez estomacal por lo general sentirá un sabor amargo en la boca. Este sabor amargo o amargo en la boca o la garganta es en realidad causado por el ácido.
- Dificultad para tragar: Tener tal dolor en la garganta hace que sea difícil tragar nada. Usted puede sentir como si usted tiene un nudo en la garganta que está haciendo que sea difícil para usted tragar.
- Tos: aunque generalmente no se asocia con acidez estomacal, pero también puede ocurrir tos. A medida que la parte superior de los pulmones se ve afectada, puede causar tos muy similar al asma.

El síntoma más prominente de la acidez estomacal es que esta condición ocurre principalmente después de comer alimentos picantes o fritos. Este problema se puede evitar fácilmente mejorando sus hábitos alimenticios.

Mejore su estilo de vida y deshazte de los síntomas de acidez estomacal

La acidez estomacal es un trastorno digestivo común y está infligiendo más y más individuos hoy en día. Cuando se trata del tratamiento de este problema común, es muy esencial averiguar el origen o la causa raíz del problema. La razón más grande de los individuos que sufren de este problema es su forma de vida. Hoy en día, los individuos están llevando un estilo de vida muy poco saludable que es la razón principal por la que se infligen con varios tipos de dolencias.

Con el fin de deshacerse de los síntomas de la acidez estomacal que necesita para mejorar su estilo de vida para aumentar su productividad general en las tareas diarias. Los individuos que sufren de acidez estomacal necesitan revisar sus hábitos dietéticos. Si usted está teniendo comida chatarra en todo momento, entonces es el momento de detener el consumo de comida chatarra que es probable que cause frecuentes ataques de acidez estomacal. Es muy importante incluir frutas y verduras frescas en su dieta para deshacerse de los síntomas de acidez estomacal. Al hacer cambios simples en sus hábitos alimenticios y plan de dieta puede mejorar significativamente su digestión y salud y esto eventualmente disminuirá su susceptibilidad a la acidez estomacal.

Otro factor muy importante que influye en la susceptibilidad a la acidez estomacal y muchas otras dolencias es el sueño. Tener una cantidad adecuada de sueño es muy importante para tener una vida saludable. Durante el sueño su cuerpo se somete al proceso de curación y regeneración. Por lo tanto, si usted no está recibiendo una buena cantidad de sueño durante un período prolongado que son más propensos a sufrir de las consecuencias y la acidez estomacal es uno de ellos. El estrés es otro factor muy importante que causa muchas condiciones y enfermedades. Demasiado estrés no es bueno para la salud y usted debe encontrar las maneras de desetresarse y relajarse con el fin de tener un estilo de vida saludable. Mediante la implementación de estos pequeños cambios puede mejorar su salud y deshacerse de los síntomas de la acidez estomacal.

Remedios naturales: un tratamiento eficaz para la acidez estomacal

Acidez estomacal, una dolencia digestiva es una condición médica muy común hoy en día. Los síntomas comunes son dolor de garganta, sensación en el pecho, sabor amargo de la boca, dificultad para tragar y toser. Estos son los pocos síntomas de este problema digestivo y uno puede tratarlo tomando un medicamento adecuado. Hoy en día, miles de personas están sufriendo de esta dolencia digestiva con diferentes niveles y frecuencias.

Con el fin de hacer frente con eficacia a este problema, uno necesita seguir un estilo de vida y una dieta equilibrada que puede ayudar con éxito a deshacerse de los síntomas. Puede reducir considerablemente la aparición de ataques de acidez estomacal si sigue ciertos consejos que le ayudarán a aumentar la productividad en sus tareas diarias. Para deshacerse de este problema digestivo debe evitar la ingesta de alimentos ácidos y picantes. Los alimentos como naranjas, tomates, pomelo, chiles, pimienta y vinagre son propensos a causar frecuentes ataques de acidez estomacal en los individuos.

Además, es recomendable para aquellos que sufren de acidez estomacal tener alimentos libres de grasa y evitar los alimentos grasos, ya que pueden causar acidez estomacal más graves en algunos individuos. Además, debe tener comidas ligeras durante el día en lugar de tener una comida pesada. Es probable que las comidas pesadas causen problemas de reflujo ácido. Por lo tanto, es recomendable tomar descansos cortos entre las comidas y tener comidas ligeras. Además, debe evitar la ingesta de bebidas carbonatadas y las bebidas que tienen cafeína. Una alternativa saludable para estos es tomar té de jengibre o yogur. Una de las bebidas más efectivas para deshacerse de este problema es el agua de limón que puede reducir la gravedad de un problema a un nivel considerable. Además, es recomendable evitar tomar bocadillos antes de irse a dormir. Mediante el uso de estos consejos útiles puede deshacerse de este problema digestivo y puede mejorar su estilo de vida.

Consejos para evitar la acidez estomacal por la noche

Un gran número de personas se quejan de acidez estomacal durante la noche. La acidez estomacal que ocurre por la noche se considera peor que el día debido a muchos factores. En primer lugar, perturba su sueño y puede alterar su patrón de sueño al mantenerlo despierto. Otro factor es que despertar a una sensación de ardor en el pecho y la garganta puede hacer que te sientas muy incómodo por la noche. Así que a la mañana siguiente te despertarás mirando fatigado y desgastado. Practicando los siguientes remedios puedes evitar este problema:

- **Evite la comida pesada:** Nuestra comida se digiere más fácilmente durante el día en comparación con la noche. Trate de tener una comida ligera por la noche y evite comer alimentos fritos o demasiado picantes, ya que produce más ácido.
- **No fume ni beba:** No debe fumar ni beber alcohol a altas horas de la noche, ya que puede relajar la LES, lo que puede causar la sensación de ardor de estómago.
- **Siéntate derecho:** Tu postura sentada es muy importante ya que afecta a tu sistema digestivo. Coma siempre en la mesa y siéntese derecho de espaldas contra la silla.
- **No se acueste inmediatamente:** Nunca debe acostarse inmediatamente después de cenar. Al menos dar un espacio de dos a tres horas, entre su cena y la hora de dormir.
- **Beba agua:** Beber agua antes de tomar su comida le ayudará a sentirse lleno y puede evitar comer en exceso. Además, no debe beber demasiada agua durante la comida.
- **Elevar la cabeza de la cama:** Levante la cabeza de su cama por aproximadamente cuatro a seis pulgadas. Evitará que el ácido fluya de nuevo al esófago.
- **No haga ejercicio:** Nunca haga ejercicio ni realice alguna actividad física pesada justo después de su comida. Usted debe dar un poco de tiempo para que la comida se digiera.

También evite la ropa ajustada. No use ropa muy ajustada por la noche para evitar ejercer presión sobre su estómago. Dormirás mucho mejor con ropa holgada y cómoda.

Tratamiento para la acidez estomacal

La acidez estomacal es una dolencia digestiva muy común. Uno puede elegir un medicamento o tratamiento apropiado y también puede encontrar un remedio natural adecuado para su tratamiento. Dependiendo de la frecuencia de los ataques y los síntomas, es aconsejable consultar a un médico. Además, uno puede usar el remedio herbal o un producto antiácido para tratar la acidez estomacal ocasional. La acidez estomacal es causada por un flujo excesivo de ácido en el esófago desde el estómago. Un medicamento eficaz para el tratamiento de la acidez estomacal ayuda a neutralizar el ácido y alivia el signo y los síntomas. Las personas que tienen ataques frecuentes de acidez estomacal necesitan revisar su estilo de vida y los cambios en la dieta.

Una de las maneras efectivas de reducir significativamente la aparición de ataques de acidez estomacal es reducir la ingesta de alimentos ácidos en su dieta. Los alimentos como los cítricos, tomates, alimentos fritos y chocolates son responsables de la aparición de ataques frecuentes. Antes de ir para un tratamiento para curar la acidez estomacal crónica, es necesario revisar sus hábitos dietéticos y también tratar de saber acerca de los alimentos que causan sensibilidad, especialmente si usted está teniendo ataques ocasionales de acidez estomacal.

Otra manera eficaz de curar este problema es mejorar sus hábitos dietéticos como las personas que sufren de la acidez estomacal crónica necesitan tener comidas ligeras y pequeñas después de intervalos regulares en lugar de tener una comida grande 1- 2 veces al día. Las personas con sobrepeso son probablemente más vulnerables a los ataques frecuentes de acidez estomacal, por lo que un plan de tratamiento de acidez estomacal eficiente y útil debe incluir cambiar su dieta y también la frecuencia de sus comidas. Además, el tipo de bebidas que toma también puede ser una de las razones de la aparición frecuente de acidez estomacal. El café, el alcohol, los refrescos regulares, los jugos de frutas y los refrescos dietéticos pueden causar la aparición de acidez estomacal en algunas personas. Un programa de tratamiento eficiente le ayudará a identificar los cambios que necesita hacer en su dieta y estilo de vida y le ayudará a curar el problema.

Comprender las causas de la acidez estomacal

La sensación de ardor que siente después de comer una comida pesada se conoce como acidez estomacal. Es comúnmente experimentado por un gran número de personas en todo el mundo. Las principales razones de la aparición de acidez estomacal están asociadas con la ingesta de alimentos y los hábitos de estilo de vida. Al comprender las causas de la acidez estomacal se vuelve fácil evitar este problema. Aquí está una lista de algunos factores que pueden contribuir en causar la acidez estomacal:

- **Especias y alimentos fritos:** Tener alimentos poco saludables y grasos es la razón más importante detrás de la aparición de acidez estomacal. Los alimentos fritos y picantes contienen una alta cantidad de grasa y no son fácilmente digeridos por nuestro cuerpo.
- **Comida pesada en la cena:** Comer una comida pesada en la cena aumenta la presión en el estómago. También las personas que comen muy rápido también tienden a sufrir de acidez estomacal más que otros.

- Acostarse después de una comida: Su estómago toma tiempo para digerir la comida. Acostarse justo después de comer hace que el ácido fluya del estómago al esófago, lo que a su vez causa la acidez estomacal.
- Fumar y alcohol: Los malos hábitos de fumar en exceso y el consumo de alcohol son las principales razones de la acidez estomacal. El tabaquismo y la ingesta de alcohol relajan el esfínter esofágico que permite que el ácido entre en el estómago y causa acidez estomacal.
- Indigestión: Otros hábitos poco saludables relacionados con los alimentos, como comer comidas pesadas, no masticar los alimentos adecuadamente, tener alimentos que están llenos de grasa y especias, afectan su sistema de digestión. También aumenta la producción de ácido en el estómago que luego da lugar al problema de la acidez estomacal.
- Cafeína: La ingesta frecuente y grande de bebidas inducidas por cafeína como el café, el té y la soda también hace que el ácido entre en el esófago.

Usted debe tratar de analizar que lo que causa la acidez estomacal en su caso porque sólo después de identificar la causa correcta, usted puede deshacerse de este problema.

¿Qué puedes hacer para evitar la acidez estomacal?

Nuestros hábitos alimenticios y de estilo de vida poco saludables son las principales causas del problema de la acidez estomacal o reflejo ácido. Generalmente es causada por el ácido en nuestro estómago. Cuando este ácido entra en el esófago, causa una sensación de ardor en la garganta y el pecho. Este problema puede causar muchas molestias y dolor. Al mantener un control sobre lo que comemos y cómo comemos nuestros alimentos, podemos evitar este problema. A continuación se mencionan algunos hábitos saludables que debes incorporar en tu estilo de vida:

- Coma alimentos saludables: Haga que los alimentos saludables formen parte de su dieta. Evite tener alimentos que tengan una alta cantidad de grasa o especias. Su método de cocción también debe ser saludable; significa que debe evitar freír sus alimentos en mantequilla o aceite.
- Coma yogur: Una causa importante de acidez estomacal es la indigestión. El yogur contiene una gran cantidad de bacterias buenas que ayudan a hacer su sistema de digestión fuerte y también mejorar su inmunidad.
- Beba agua: El agua desintoxica su sistema de todos los componentes no deseados. Ayudará a mantener su cuerpo bien

hidratado, para que pueda evitar otras bebidas poco saludables, como el té, el café, etc.

- Coma porciones más pequeñas: la acidez estomacal generalmente ocurre cuando ejerce presión sobre el estómago. Con el fin de evitar que usted debe comer porciones más pequeñas de alimentos a intervalos regulares, en lugar de tener tres comidas grandes al día.
- Coma lentamente: Tómese el tiempo para masticar su comida correctamente para que pueda ser digerida fácilmente. Comer su comida lentamente le ayudará a sentirse lleno y por lo tanto puede evitar comer en exceso.
- Cuida tu peso: la acidez estomacal también está relacionada con la obesidad. Controle su ingesta de alimentos y su peso. Incluya ejercicios y otras actividades físicas en su rutina.

El problema de la acidez estomacal es causado principalmente por hábitos alimenticios y de estilo de vida poco saludables. Al cambiar su estilo de vida, puede evitar fácilmente este problema.

Sobre el autor

C.X. Cruz nació en Puerto Rico y ha vivido en el área de la ciudad de Nueva York desde que tenía 14 años. Tiene títulos de posgrado de la Universidad Estatal de Nueva York y la Universidad de Honolulu en Ciencias de la Computación. Ha trabajado para bancos de inversión europeos como UBS, y para bancos estadounidenses como Goldman Sachs. Sus aficiones incluyen la silvicultura y el remo.

Cuando era un estudiante de posgrado muy joven, Cruz pensó en publicar libros. Hace 30 años era extremadamente difícil publicar un libro utilizando los métodos tradicionales. Renunció a este sueño editorial en ese entonces. Afortunadamente, hay numerosas maneras de convertirse en un auto-editor hoy en día. Internet ha democratizado muchos negocios como la edición de libros. Cruz puede traerte un gran contenido y un gran precio. Nunca dejes de leer y aprender. ¡Cruz sabe que disfrutarás leyendo sus libros!

legal

El material de este libro se obtuvo de InDigitalWorks.com con el derecho de participación.

Sin responsabilidad

Bajo ninguna circunstancia el creador del producto, programador o cualquiera de los distribuidores de este producto, o cualquier distribuidor, será responsable ante cualquier parte por cualquier daño directo, indirecto, punitivo, especial, incidental u otro daño consecuente que surja directa o indirectamente del uso de este producto. Este producto se proporciona "tal cual" y sin garantías.

El uso de este producto indica su aceptación de la política de "No responsabilidad". Si no está de acuerdo con nuestra política de "No responsabilidad", entonces no se le permite usar o distribuir este producto (si corresponde). La falta de lectura de este aviso en su totalidad no anula su aceptación de esta política en caso de que decida utilizar este producto.

La ley aplicable puede no permitir la limitación o exclusión de responsabilidad o daños incidentales o consecuentes, por lo que la limitación o exclusión anterior puede no aplicarse a usted. La responsabilidad por daños y perjuicios, independientemente de la forma de la acción, no excederá la tarifa real pagada por el producto.

InDigitalWorks.com

derechos de autor